Te 151/1,025

RÉFLEXIONS
SUR
LES REMÈDES SECRETS
EN GÉNÉRAL,
SUR
LES PILULES
TONIQUES-STOMACHIQUES
DE L'AUTEUR EN PARTICULIER,

Et sur les Maladies dans lesquelles ce Remède convient :

Par M. LAURENT BODIN,

Docteur en Médecine, associé-correspondant des Sociétés de Médecine de Paris et de Tours, de celle des Sciences, Arts et Belles-Lettres du Musée de cette dernière Ville, et de celle d'Emulation d'Anvers.

A TOURS,
Chez LETOURMY, Impr.r-Lib.re, rue Colbert,
N.° 2 (An II de l'Empire français. 1805).

Se trouve chez les Libraires suivans :

A Paris, chez
- CROULEBOIS, rue des Mathurins, N.º 398.
- LENOIR, rue de Savoie, N.º 4.
- DIDOT le jeune, Quai des Augustins, N.º 22.
- LEVRAUT, SCHOEL et C.ᵉ fauxbourg St. Germain, grand Hôtel de la Rochefoucault.
- GABON et C.ᵉ rue de l'École de Médecine.
- LENORMANT, rue des Prêtres-Saint-Germain-l'Auxerrois, N.º 42.

A Tours, chez
- LÉTOURMY, rue Colbert. N.º 2.
- VAUQUER-LAMBERT, *idem*, N.º 12.
- MAME et PESCHÉRARD, rue d'Indre et Loire.

Au Mans, chez METAYER.
A Lyon, chez REYMANN et C.ᵉ rue S.t Dominique.
A Nancy, chez BONTHOUX.
A Gand, chez Charles DE GOESIN, rue haute-Porte.
A Bruxelles, chez LE CHARLIER.

DES SECRETS
EN MÉDECINE.

Un Médecin, quelque probe et quelqu'homme d'honneur qu'il soit, s'expose presque toujours, lorsqu'il présente au Public un Remède secret, à être mis au nombre des Charlatans, par ceux dont il n'est pas connu. J'avoue qu'avant de parler de mes *Pilules toniques-stomachiques* au Public, j'ai été frappé de cette crainte qui a manqué de m'arrêter dans le projet que j'exécute aujourd'hui. J'ose le dire ici, sans craindre de pouvoir être démenti par qui que ce soit; je suis sûr de n'être soupçonné, et de ne pouvoir être soupçonné, dans aucuns des endroits où je suis connu, d'être capable de la moindre chose qui puisse blesser en rien ni l'honneur ni la noblesse de la profession à laquelle je me fais gloire d'appartenir: le témoignage de ma conscience; l'estime et l'amitié que m'accordent ceux de mes confrères qui sont à portée de me connaître ; la connaissance et l'opinion qu'ont de mes sentimens tous les amis que je me suis faits depuis que je suis Médecin ; l'estime et la confiance dont on me donne tant de témoignages et de preuves dans l'étendue de pays assez considérable où s'étend ma pratique: voilà mes garans. Mais, comme dans les pays où je ne suis point connu, on ne peut avoir de raisons pour me distinguer de la pluspart des autres auteurs de secrets; il est nécessaire qu'on y sache, non seulement ce qui me justifie de faire un secret de mon Remède, mais même ce qui m'en fait en quelque sorte un devoir. Avant de parler du mien, je vais parler des Secrets en général; mais, en prenant le parti des Médecins qui, étant dignes de ce nom, sont auteurs de Secrets, je ne laisserai pas de faire voir combien les Charlatans qui cachent les Remèdes dangereux qu'ils emploient, sont des hommes pernicieux. Je crois que je ne peux mieux faire pour mon objet, que d'examiner un *mémoire* de M. BACHER *sur les Secrets en Médecine*, inséré dans le cahier de janvier 1789, du journal de Médecine de Paris.

L'auteur prétend qu'un Secret en Médecine est un mal ; car, dit-il, ou ce Remède est salutaire, et dans ce cas, il ne saurait être trop connu des gens de l'art ; ou il est dangereux, et dès-lors il faut le proscrire.

On peut prouver par plusieurs raisons, que, si un Remède nouveau est salutaire, il est utile de le tenir secret.

1.° Il a besoin, pour être adopté par le Public et très-répandu, d'être caché comme une chose sacrée, sous le voile du mystère. S'il était divulgué, il serait exposé à des critiques qui varieraient à l'infini : les Médecins-praticiens ayant presque tous des préventions pour ou contre certains Remèdes, il n'y aurait pas dans le Remède nouveau un seul ingrédient qui ne trouvât des censeurs très-sévères et même très-injustes, et la composition éprouverait des changemens différens de la part de chacun de ces juges prévenus. Les Pharmaciens, de leur côté, changeraient et dénatureraient cette composition nouvelle ; les uns, d'après la théorie chymique qu'ils ont adoptée ; certains, par une infidélité et une cupidité qui les porteraient à substituer aux ingrédiens qu'ils n'ont pas ou qui sont très-chers, des substances moins rares et moins coûteuses ; et d'autres, par une ignorance, une mal-adresse et une négligence qui les rendent incapables de bien faire une préparation longue et difficile.

Lieutaud, dans son *précis de Médecine-pratique*, tom. I. pag. 570, où il parle du *calcul des reins* et de *la vessie*, rapporte plusieurs exemples très-intéressans de guérisons opérées par le Remède de Mlle Stephens, et fait ensuite les réflexions suivantes, qui peuvent s'appliquer à plusieurs Remèdes qui ont été autrefois secrets et dont la composition est actuellement connue. « J'ajouterai,
» dit-il, à ce que je viens de dire, que je
» n'ai jamais permis qu'on fît le moindre
» changement à la manière de préparer
» ce Remède, telle qu'on me l'avait en-
» voyée manuscrite de Londres, et qu'elle
» a été publiée, quoiqu'on ait voulu dire
» de bien des ingrédiens qui paraissent sans
» vertu et superflus, et qui le sont peut-

» être effectivement, mais qui peuvent
» aussi avoir, soit par leur nature, soit
» par leur mélange, des propriétés que
» nous ne leur connaissons pas. Je l'ai
» fait encore préparer sous mes yeux,
» pour ne pas l'exposer à des infidélités
» qui, quoique légères en apparence,
» peuvent être cependant essentielles.
» Mes précautions n'ont point été infruc-
» tueuses, puisque le Remède a guéri,
» et que j'ai été témoin des bons effets
» qu'on m'en avait annoncés. Ceux qui
» n'ont pas eu les mêmes attentions, et
» entre les mains desquels le Remède n'a
» pas réussi, ont-ils raison de se plain-
» dre? Il en est enfin de ce fameux Li-
» thontriptique, comme de tant d'autres
» Remèdes auxquels on a voulu faire
» des changemens, qui opéraient des
» merveilles lorsqu'ils étaient préparés
» par leurs auteurs, et qui ont perdu
» tout leur mérite en passant dans de
» nouvelles mains. On pourrait en citer
» bien des exemples. La thériaque, ce
» mélange informe de tant de drogues,
» a des vertus qui la rendent très-essen-
» tielle; elle les a perdues, lorsqu'on a

» voulu la corriger ou la réformer, et
» l'on a été contraint de revenir à l'an-
» cienne recette. »

Le même auteur, dans sa matière médicale, fait des réflexions à peu près pareilles, sur plusieurs Remèdes qui ont été autrefois secrets, qui produisaient d'excellens effets alors, et qui ont perdu leur efficacité, leur vogue et leur célébrité, dès-que leur composition a été rendue publique.

On trouve des réflexions semblables à celles de LIEUTAUD, dans un ouvrage intitulé : *les Enfans élevés dans l'ordre de la nature*, ou *abrégé de l'histoire naturelle des enfans du premier âge*, par M.r DE FOURCROI, conseiller au bailliage de Clermont en Beauvoisis. Cet auteur a inséré dans son ouvrage, une lettre de lui au directeur des annonces en Picardie, sur le *baume du chevalier de la Borde*. Il y fait l'éloge de ce Remède ; cite les bons effets qu'il produit dans les duretés du sein et dans plusieurs autres maux ; donne la recette de ce Remède, et la manière de le faire ; et à la fin, il ajoûte ce qui suit. « Je suis fâché

Monsieur,

Je vous envoye un exemplaire d'une brochure que je fis imprimer en 1805, intitulée, Réflexions sur les vérités Médicales &c. Dans le temps de sa publication, je ne cherchai point à faire connaître cet écrit, donc très peu d'exemplaires furent donnés ou vendus: mais la loi du 18 août sur les Jurés en Médecine, est une circonstance qui peut donner plus d'importance et d'intérêt à ces Réflexions qu'elles n'en avaient par elles-mêmes. Si vous voulez un nombre d'exemplaires de la brochure, M. Troulebois, à qui j'écris en même temps, pourra vous en procurer quelques uns, ou je pourrai écrire à M. Létourmy, impr. à Tours, de vous en faire passer. Cette brochure se vend 1 fr., or je vous la donnerai à raison de 66 c. l'exemplaire.

Je vous prie instamment, Monsieur, de prier le directeur de la Gazette de France avec qui il paraît que vous êtes très bien, d'annoncer, comme se vend chez vous, les Réflexions ou même d'en donner une analyse, ou des Réflexions critiques. Je ne connais pas la médecine, ou pour mieux dire, je ne sais lequel est le médecin qui a dirigé les articles analytiques et critiques Relatifs aux ouvrages de médecine; mais, pour donner une analyse de mon écrit et pour en porter un jugement, il n'est pas nécessaire d'être médecin.

J'ai fait des Commentaires sur l'édition in-fol. de 1800 ou de Rolatif aux Gerds et à la médecine. Cet ouvrage près de 6 feuilles d'impre, à peu près. J'ai opté la faire imprimer à Tours. Cette brochure se vendra, je tire 6e la fille 1 fr. 50 c. — Je vous en enverrai, si vous voulez, 20 à 30 exempl. Donc vous me tiendrez en compte à raison de 1 fr. l'exemp. Si vous voulez me les payer en livres de votre fonds, tels que votre Dictionnaire de Biographie universelle, cela me fera plaisir.

Je vous prie de m'honorer d'un mot de réponse et d'être persuadé de la considération avec laquelle j'ai l'honneur d'être,

Monsieur,   V. t. h. et t. ob. sr.
St. Paterne près Château du Loir, le 24 9bre 1810.   Bodin D.M.

Bodin (Laurent)   Suppt. T. 1.ᵉʳ p. 378

ajoutez

Du *Jury, seul représentatif*, Paris
Dentu, 1819. 8

» de dire, à ce sujet, qu'il a été fait
» plusieurs fois de ma connaissance, par
» des Apothicaires de Paris, qui n'y ont
» pas réussi. Ces MM qui sont de l'art,
» veulent toujours ajouter quelque chose
» du leur, aux recettes qu'on leur donne.
» Quelques-uns substituent une drogue
» qu'ils ont à une autre qui leur manque,
» prétendent qu'elle a la même vertu,
» et doit produire le même effet. D'au-
» tres prétendent qu'une simple infusion
» à feu doux est préférable à cette longue
» ébullition que je prescris comme une
» partie essentielle de la manipulation
» de ce Remède. Mais il est aisé d'ap-
» percevoir qu'ils ne sont en cela guidés
» que par des vues d'intérêt; 1.º parce
» qu'il leur en coûte moins de bois ou
» de charbon qu'à moi; 2.º en ce qu'ils
» épargnent les frais de trois journaliers
» que je paie pour tourner et agiter sans
» cesse ma composition, avec le soin
» de veiller sur eux; 3.º enfin, parce
» que l'évaporation étant moindre par
» leur procédé que par le mien, ils ont
» moins de déchet et une plus grande
» quantité de Baume à vendre. Comme

» ils sont marchands, pour gagner, plu-
» sieurs emploient, sans scrupule, de
» vieilles drogues sans qualité, ou n'ap-
» portent pas dans la manipulation, tout
» le soin nécessaire. Ce qu'il y a de cer-
» tain, c'est que les essais que j'ai eus
» de ce Baume, fait par ces artistes, ne
» ressemblaient point à celui que j'ai
» fait cinq fois en vingt ans, tant pour
» moi que pour mes amis. » Plus loin,
M. DE FOURCROI dit: « comme la com-
» position est assez longue, et qu'elle de-
» mande beaucoup de soins, si l'on veut
» s'éviter la peine de le faire soi-même,
» je conseille de le prendre chez M. RE-
» GNAUT, Apothicaire de Paris, rue de la
» Harpe, successeur de M. BRONGNIARD,
» 1.er Apothicaire du corps du roi. »

Ce qu'il est bon de remarquer ici, c'est que M.r BACHER lui-même, qui était auteur des *Pilules toniques*, qu'on emploie contre l'hydropisie, fit d'abord un secret de ce Remède. Ainsi, je peux citer avec beaucoup d'avantage contre son mémoire, l'éloge que fit de ce Remède secret, le rédacteur du journal de Médecine de Paris, lorsqu'il rendit compte de l'ouvrage intitulé : *Précis de la méthode d'administrer les Pilules toniques dans les hydropisies.*

« D'après des faits réitérés et bien
» constatés, dit ce journaliste, on ne
» peut guère douter de la bonté de cette
» méthode et de l'excellence du Remède
» qu'on y propose, et on pourrait re-
» garder M.r BACHER comme un des
» bienfaiteurs de l'humanité, s'il en
» communiquait la composition au public.
» Les motifs pour lesquels il s'en réserve
» encore le secret, nous ont paru cepen-
» dant assez justes. Il prétend que, com-
» me ce Remède demande des soins très-
» particuliers pour la manipulation, qui
» est longue et rebutante, il serait à
» craindre que, si la composition en
» était connue, on n'apportât pas à sa
» préparation tout le soin et toute l'at-
» tention nécessaires pour conserver toute
» sa vertu. En effet, ce ne serait pas
» le premier Remède qui aurait perdu,
» en passant en des mains étrangères,
» l'efficacité qu'il avait montrée dans
» celles de son inventeur. Ce Remède mal
» préparé ne produirait pas les mêmes

» effets, et tromperait notre attente, et,
» ce qui serait le plus fâcheux, il perdrait
» le crédit qu'il parait mériter par les suc-
» cès dont son administration a été suivie.

» La matière médicale et la médecine
» deviendraient un vrai cahos, si on se
» portait à employer tous les Remèdes
» qu'on a coutume de vanter sous le
» nom de spécifiques; mais un Remède
» proposé par un homme de l'art avec
» une méthode conforme aux principes
» de la plus saine pratique, et dont les
» heureux effets contre un genre de ma-
» ladies très-communes, très-difficiles
» à guérir, et jusqu'ici souvent incura-
» bles, sont confirmés par une longue
» expérience; un tel Remède, dis-je,
» mérite la plus grande attention de la
» part des maîtres de l'art, qui se feront
» sans doute un devoir de constater, par
» leur propre expérience, les heureux
» effets qu'il a produits entre les mains
» de son inventeur. »

A la fin de l'ouvrage de M. BACHER, intitulé: *Recherches sur les maladies chroniques, particuliérement sur les hydropisies, et sur les moyens de les*

guérir, on trouve un extrait du *second* volume des observations des hôpitaux militaires, par M. RICHARD DE HAUTESIERKC, premier Médecin des camps et armées, etc., et ensuite des réflexions dans lesquelles on lit ce qui suit: » mais,
» si l'administration des Pilules toniques
» exige des connaissances et des talens,
» si elle ne peut être indifféremment
» confiée à tout le monde, et s'il faut
» être véritablement Médecin pour en
» régler et pour en déterminer l'action,
» la préparation de ce Remède n'est pas
» moins importante; et c'est la principale
» raison qui avait, sans doute, empêché,
» jusqu'à présent, M.r BACHER de la
» rendre publique. Il n'arrive que trop
» souvent en effet, qu'un Remède excel-
» lent n'est véritablement tel que parce
» qu'il est bien préparé, et qu'il perd
» de ses bonnes qualités et en acquiert
» souvent de pernicieuses par une élabo-
» ration précipitée ou mal-entendue ; et
» c'est peut-être par ce défaut que tant
» de Remèdes qui ont joui, sous leurs
» auteurs, de la plus grande réputation,
» sont insensiblement tombés dans l'oubli

» et dans le discrédit, quand ils ont
» été rendus publics par la munificence
» du gouvernement. »

» M. Bacher, qui avait appris de son
» père, et qui avait senti lui-même l'im-
» portance de cette réflexion, n'a jamais
» confié la préparation des Pilules toni-
» ques qu'à des mains sûres et habiles ;
» et, depuis qu'elles ont été proposées
» pour les hôpitaux militaires, M. Bayen,
» Apothicaire major des camps et armées,
» nommé par le Ministre de la guerre,
» pour assister à leur composition, a
» rempli doublement nos vœux, en s'en
» chargeant lui-même ; c'était en assurer
» encore plus positivement le succès. »

On lit ensuite la note suivante: « depuis
» que les Pilules toniques sont connues
» à Paris, c'est M. Costel, Apothicaire,
» rue neuve des petits-Champs, qui les
» a distribuées. Il vient d'être chargé par
» le gouvernement de leur composition.
» Les connaissances et l'exactitude de M.
» Costel garantissent au public, que
» ce Remède sera toujours fidellement
» préparé. »

2.º Il y a, parmi les végétaux, des

substances qui ont plus ou moins de vertus, et des vertus plus ou moins grandes, selon la différence des climats, des saisons, des circonstances, dans lesquels on les cueille. La *ciguë* a eu les plus grands succès entre les mains de Storck, pour la guérison des cancers et d'autres maladies très-graves. Ses effets n'ont pas été les mêmes entre les mains des Médecins de France et d'autres pays de l'Europe. La même espèce de ciguë, cueillie en Autriche, peut et même doit avoir des vertus plus ou moins grandes, que cueillie en France. Dans ce dernier pays, la même plante doit avoir dans les départemens septentrionaux et dans ceux du midi, des dégrés d'efficacité différens. Il arrive même que, dans le même endroit, d'autres circonstances peuvent influer encore sur ses qualités salutaires ou vénéneuses. On peut voir dans la matière médicale de Cullen, combien il peut y avoir de différences, même très-dangéreuses, dans la manière d'agir de la ciguë et de l'extrait de cette plante, pris dans différentes pharmacies de la même Ville. Ce que je viens de dire de la ciguë, peut s'appliquer a l'*aconit*, à la *jusquiame*, à la *belladone*, à la *douce-amère*, à l'*arnica* et à d'autres plantes qui jouent un rôle important dans la matière médicale..

Si STORCK eût fait un secret des Remèdes dont il a enrichi la Médecine, et qu'il n'en eût confié la préparation qu'à un seul Pharmacien, de l'habileté et de l'exactitude duquel il eût été parfaitement sûr; ils produiraient les mêmes effets entre les mains de tous les autres Médecins, qu'ils produisaient entre les siennes, et ils ne seraient pas tombés dans une désuétude qui est cause de la mort de bien des malades qu'ils pourraient sauver.

3.º Parmi les plantes dans lesquelles on a découvert de très-grandes vertus médicinales, il y en a qui n'existent que dans très-peu de pays, sont très-rares et très-peu connues, et qui, par cette raison, ne sont presque jamais employées dans des cas où elles pourraient opérer des guérisons qu'on n'obtient d'aucun autre Remède connu. Tels sont le *narcisse des prés*, le *champignon meurtrier*,

trier, mais principalement le *rhus-radicans*, qui sont des Remèdes avec lesquels M.ʳ DUFRESNOI, Médecin de Valenciennes, a guéri des épilepsies, des paralysies etc., qui duraient depuis plusieurs années, n'avaient pu être guéries par d'autres Remèdes, et auraient été parfaitement incurables sans ceux que je viens de nommer. Ces Remèdes sont connus de très-peu de Médecins, et ignorés de presque tous les Chirurgiens qui pratiquent dans les campagnes ; on ne les trouve pas dans la pluspart des Pharmacies, même de celles des grandes villes ; et, excepté Valenciennes, ils sont presque pour tous les pays, comme s'ils n'existaient point, ou comme s'ils n'étaient point connus. Si l'auteur les eût tenus secrets ; qu'il en eût fait préparer tous les ans une grande quantité par le Pharmacien qui avait sa confiance, et que, depuis sa mort, ce Pharmacien continuât de les préparer seul, toutes les meilleures Pharmacies de la France, et même de l'Europe, s'en fourniraient, et par-tout on jouirait des avantages inappréciables de leur découverte, qui peut être mise au nombre des plus utiles qu'on ait faites en Médecine.

M. BACHER, en disant que, lorsqu'un Remède secret est dangereux, il faut le proscrire, avance une chose dans laquelle tous les gens raisonnables sont d'accord avec lui. Il ne devrait être permis qu'aux Médecins qui sont généralement connus pour avoir de l'habileté, de la probité, de la droiture et de l'honneur, de tenir secrets les Remèdes dont ils sont les inventeurs. Quant aux Charlatans, l'intérêt de l'humanité exige impérieusement qu'on leur interdise la faculté d'offrir au public des Remèdes secrets. Ce sont des imposteurs, et même des assassins plus dangereux que les voleurs de grands chemins : ceux-ci inspirent une crainte qui fait qu'on les évite ou qu'on se met en garde contre leurs attaques; au lieu que les fripons ignorans qui se donnent pour des guérisseurs, attirent à eux, par des promesses séduisantes, une foule de victimes qui se jettent dans leurs bras, comme s'ils devaient être leurs sauveurs. Comment pourrait-on donc leur permettre de cacher les Remèdes qui sont les armes dont ils se servent pour commettre leurs meurtres?

M. Placide-Save, Pharmacien à St. Plancard, dénonça en l'an IX, au rédacteur du *Recueil périodique de la société de Médecine de Paris*, comme on peut le voir tom. IX, n.º LII, pag. 402, l'*Elixir-fébrifuge minéral*. Il résulte de l'analyse faite par ce Pharmacien, que cet Elixir est composé d'*arsenic* dissous dans de l'eau distillée. Celui qui se permet de faire un secret d'un pareil Remède, est, à coup-sûr, un empoisonneur qui devrait être puni sévèrement par les tribunaux.

La *quintessence antipsorique* de M. Mettemberg, Officier de santé, est un Remède très-dangereux dont il ne devrait pas être permis à son auteur de faire un secret. Ce qu'il y a de bien singulier, c'est qu'on cite, en faveur de cette quintessence, des procès-verbaux dressés à l'hospice de la maternité de Paris, par MM. Andry, Carret, Auvity, Delunel, Lausel et Galès; des observations particulières faites à cet hospice; des certificats délivrés par des autorités constituées ; des piéces justificatives données par des Officiers de santé, et enfin, un rapport fait par MM. Delunel et Carret, commissaires nommés par le Ministre de l'intérieur. Des témoignages donnés par des hommes jouissant d'une réputation méritée, dévraient écarter tout soupçon ; mais l'analyse de ce Remède faite par M. Mandel, Pharmacien de Nancy, et publiée par la *société des Sciences* de cette Ville, démontre de la manière la plus évidente, que cette quintessence est composée avec du *sublimé corrosif*, qui y entre à très-forte dose. C'est bien dans un cas de cette espèce, que les objections de M. Bacher contre les Secrets devraient avoir toute leur force.

Ce Médecin distingue trois classes de Secrets. La première comprend ceux qui ne peuvent opérer que par la disposition de l'esprit et l'influence de l'imagination.

Dans la seconde classe, il place les Remèdes dont la composition se trouve mot pour mot dans les pharmacopées, ou dans la formule desquels on n'a fait que de légers changemens. C'est, suivant moi, une usurpation criminelle que de s'attribuer l'honneur d'avoir inventé un Remède qui l'a été par d'autres, et de s'en donner la propriété, en en faisant un secret.

Dans la troisième classe, l'auteur met les substances dont on n'avait point encore fait de Remèdes. Parmi ces nouveaux Remèdes, les uns sont salutaires, les autres sont de vrais poisons, tels que la *ciguë*, l'*aconit*, la *jusquiame*, le *sublimé corrosif*, etc. Je suis de son avis avec tous les Médecins, dans tout ce qu'il dit des effets funestes qui résultent de l'ignorance, de la témérité, de la mauvaise foi et de la cupidité des Charlatans qui débitent des Secrets dont de pareils poisons sont la base. Mais, si des Médecins tels que l'était STORK, qui découvriraient des vertus médicinales très-importantes dans de pareilles substances vénéneuses, en faisaient un Secret; il pourrait, comme je l'ai démontré, en résulter de grands avantages pour le Public.

« Mais, objectera-t-on, dit l'auteur
» du mémoire, un Secret qui serait le

» résultat d'une longue recherche et
» d'une combinaison profonde, un Secret
» dont l'expérience aurait constaté les
» bons effets, ne peut-il pas rester entre
» les mains d'un Médecin savant et par-
» faitement honnête homme? Doit-on
» lui refuser sa confiance? En admet-
» tant cette supposition, (ce qui répu-
» gne à l'idée que l'on doit se former
» d'un Médecin digne de ce nom), nous
» répondrons, oui, oui, sans doute, il
» faut se méfier d'un tel Remède, par la
» seule raison que ce Médecin en fait
» un Secret. L'homme instruit peut s'a-
» buser lui-même; son génie peut l'é-
» garer; et, quand il a adopté une opi-
» nion, il est à craindre qu'il ne fasse
» que des expériences trompeuses qui
» ne tendent qu'à l'affermir dans son
» erreur. »

Comment peut-il se faire que le docteur BACHER, auteur du mémoire dans lequel j'ai transcrit le passage qu'on vient de lire, soit la même personne que le docteur BACHER qui était auteur des *Pilules toniques*, et qui en faisait un secret? Car c'est une chose bien inconcevable qu'un Médecin avance une opinion dont il résulte qu'il est indigne de ce nom. Mais, sans chercher à tirer parti de l'exemple de ce Médecin contre son opinion sur les Secrets, il m'est très-facile, en examinant celle-ci en elle-même, de la réfuter. 1.° Un Médecin, quelque savant et quelqu'honnête homme qu'il soit, est naturellement disposé, quand il est l'inventeur d'un Remède, à se prévenir en faveur d'une chose dont il a l'honneur de la découverte; et cette prévention est la même, soit qu'il fasse connaître la composition de ce Remède au public, soit qu'il en fasse un secret. Les deux exemples que cite M. BACHER, dans une note, à l'appui de son assertion, ne prouvent rien, puisqu'ils sont ceux de deux Médecins qui ne faisaient point de secret des deux antidotes qu'ils croyaient avoir trouvés, et qui n'avaient été trompés par aucune expérience. 2.° Il y a beaucoup d'auteurs, même du plus grand mérite, qui montrent beaucoup de prévention en faveur de certains Remèdes, quoiqu'ils n'en soient point les inventeurs, et qu'ils n'aient jamais pu en faire de secret. 3.º Il est très-facile de distinguer les cas où les expériences peuvent être trompeuses, d'avec ceux où il est impossible qu'elles le soient. Dans une maladie aiguë, susceptible d'être guérie par les seuls efforts de la nature, et de se terminer par une crise salutaire, et dans une maladie légère qu'il est facile de confondre avec une autre espèce très-dangereuse; on peut attribuer la guérison à des Remèdes sans lesquels les malades auraient guéri. Dans ces cas, les épreuves sont très-trompeuses et ne concluent rien aux yeux d'un Médecin habile, expérimenté et bon logicien, en faveur des Remèdes qu'on a employés. Mais, lorsqu'une maladie est chronique, qu'elle dure depuis plusieurs mois ou même depuis plusieurs années, que sa physionomie est tellement caractérisée, qu'il est impossible de la confondre avec une autre moins grave, et qu'on l'a combattue inutilement avec tous les Remèdes connus qui lui sont propres; si on la traite enfin, avec un Remède nouvellement découvert, que le malade aille de mieux en mieux, à mesure qu'il en use, que les progrès de cette guérison s'arrêtent lorsqu'on suspend l'usage de ce Remède, que, lorsqu'on le reprend, le mieux fasse de nouveaux progrès, et que ce traitement soit couronné d'un succès complet : une pareille expérience ne peut pas être trompeuse, et, lorsqu'elle se répète bien des fois, toujours avec le même succès, elle est parfaitement concluante en faveur du Remède éprouvé. 4.° Dans tous les temps, il y a eu des Médecins très-dignes de ce nom, très-célèbres et très-estimés des savans, qui ont eu des Remèdes secrets. RIVIERRE en avait un contre les fièvres intermittentes; HELVETIUS le médecin, un contre la dysenterie; RULAND, un contre l'hydropisie; LALOUETTE, un contre les écrouelles, etc. etc. etc.

Dans la seconde partie de son mémoire, M. BACHER parle des lois qui existent en France contre les Charlatans ; des moyens qu'ils emploient pour les braver ou pour les éluder; de ceux qui leur servent à obtenir des ordres pour faire des épreuves dans les hôpitaux; du danger de ces épreuves ; des suites terribles qui en résultent; des avantages que les marchands de secrets tirent de ces ordres et de ces épreuves, même lorsque ces dernières sont contre eux ; du parti qu'ils savent également tirer de la censure que des savans font de la nature vénéneuse et meurtrière de leurs Remèdes, et des supercheries dont ils usent pour tromper les commissaires qui sont chargés de l'examen de leurs Secrets : il fait voir que les Remèdes secrets, même dangereux, peuvent trouver des approbateurs parmi les Médecins, parce qu'il y en a d'ignorans et de mal-avisés. Il conclut enfin, qu'il y a un vice radical dans les réglemens concernant les Remèdes secrets.

Tout ce que l'auteur dit dans cette partie de son mémoire, est d'une vérité frappante ; et l'idée juste qu'il donne des intrigues des Charlatans, de la stupide confiance qu'ils obtiennent du public, de la tolérance qu'on leur accorde, et des résultats funestes qui s'en suivent, fait frémir. Ses réflexions, à cet égard, et celles qu'on lit sur les Charlatans, dans l'*Avis au peuple* de TISSOT, devraient être lues de tout le monde, et mériteraient bien d'attirer l'attention du gouvernement. Mais, dans tout cela, il n'y a rien qui puisse porter sur les Remèdes, soit secrets, soit divulgués, qui sont proposés et employés par des Médecins habiles, prudens et parfaitement probes.

Dans la troisième partie de son mémoire, l'auteur donne le plan d'un réglement qui pourrait être très-utile; mais il serait difficile à pratiquer, et sujet à bien des inconvéniens et à bien des abus.

Selon moi, la faculté de présenter au public des Remèdes secrets, ne devrait appartenir qu'à des Médecins qui réuniraient les conditions suivantes.

1.° *La qualité légale de docteur en Médecine ou en Chirurgie.* Si cette condition est nécessaire avec les autres, elle ne serait rien sans elles; car il peut y avoir des docteurs en Médecine capables de déshonorer ce titre, et de faire le vil métier de Charlatans. Tel fut un d'*Ailhaut* qui poussait l'absurdité et l'effronterie jusqu'à prétendre avoir trouvé un Remède universel capable de guérir toutes sortes de maladies, et qui donnait comme tel un purgatif drastique qui peut être très-dangereux dans bien des cas.

2.º *La probité.* Un homme qui n'a pas une probité parfaite, et qui est capable de préférer l'argent à l'honneur, peut s'approprier une découverte qui ne lui appartient pas, ou exposer les acheteurs de son Remède secret à être empoisonnés. Ainsi, fût-il reçu légalement et même reconnu pour un habile Médecin, il ne doit pas lui être permis de faire un secret d'un Remède quelconque; et, s'il le fait, il devrait être dénoncé au public, comme indigne de sa confiance. La probité, sans les connaissances médicales, ne suffit pas. Il y a des personnes, et même des familles, qui ne sont pas Médecins, lesquelles sont en possession de Remèdes secrets : leur ignorance en Médecine, fait que, malgré leur probité, elles peuvent être très-dangereuses par la distribution de leurs Remèdes, faute de pouvoir distinguer les cas où ils conviennent d'avec ceux où ils peuvent être pernicieux.

3.° *L'expérience.* La différence qu'il y a entre l'expérience et la routine, c'est que celle-là est éclairée par les meilleurs principes et par la théorie, et que la dernière est un empirisme aveugle qui n'est dirigé par aucuns principes, et qui rend incapable d'observer les avantages et les dangers des méthodes qu'on met en pratique. Il faut donc qu'un Médecin soit non-seulement probe, mais instruit dans son art, prudent et expérimenté, pour qu'on n'ait point à craindre de sa part, qu'il expose le public à quelques dangers, lorsqu'il lui propose un Remède secret.

4.° *L'association avec un Pharmacien habile et avantageusement connu.* Un Médecin, auteur d'un Remède secret, qui en confie la préparation à un Pharmacien habile, se donne un censeur qui peut juger s'il entre dans la composition, des ingrédiens vénéneux capables d'exposer à quelques dangers. Si ce Remède était dangereux, ou qu'il ne fût pas nouveau, un Pharmacien qui jouit de la confiance et de l'estime du public, et qui a une très-bonne réputation, ne voudrait pas compromettre de pareils avantages, en participant à la faute de l'auteur de ce Remède et à la honte qui doit en résulter pour lui. Cette quatrième condition est donc une garantie de plus, qu'il est nécessaire de donner au public, lorsqu'on veut lui proposer un Remède secret.

5.º *La déclaration sincère de la qualité des ingrédiens de la composition secrette.* Les poisons minéraux sont tels qu'on ne peut jamais se permettre d'en faire entrer dans la composition d'un Remède secret. Leur action nuisible sur l'économie animale, n'est pas aussi susceptible que celle des poisons végétaux, d'être affaiblie par la gradation des doses et par l'habitude : c'est pourquoi, leur usage n'est jamais exempt de danger, et ce danger est d'autant plus grand, que ceux qui en usent, ignorent qu'ils existent dans le Remède qu'on leur donne. Ceux-là sont donc très-coupables, qui font des Secrets de l'*arsenic*, du *sublimé corrosif*, des autres préparations *mercurielles*, de celles de *cuivre*, de *plomb*, etc.; et ils le sont encore bien davantage, lorsqu'ils nient l'existence de ces substances dans leurs Remèdes. Quant aux poisons végétaux, tels que le *rhus-radicans*, l'*agaricus-deliciosus*, l'*opium*, la *ciguë*, la *jusquiame*, l'*aconit*, la *belladone*, la *douce-amère*, etc., ils seraient dangereux, si on les donnait d'abord, à forte dose, à des personnes qui n'y sont pas habituées ; mais, en commençant par des doses très-petites, et en augmentant par dégrés, on peut parvenir à pouvoir en donner des doses un peu considérables. Il faut donc que l'auteur d'un Remède secret dans lequel entrent de pareilles substances, soit sage et prudent, et qu'il prévienne le public de leur qualité vénéneuse et des précautions qui sont nécessaires pour se garantir des mauvais effets qui résulteraient de leur usage imprudent ou mal-entendu.

Les *cinq conditions* que je viens de désigner, si on les exigeait de tous les marchands de Remèdes secrets, et si on punissait ceux qui ne les rempliraient pas, mettraient le public à l'abri des maux incalculables que font les Charlatans, les imposteurs et les ignorans, qui se mêlent d'exercer la Médecine et de vendre des *Remèdes*.

Des Pilules *toniques-stomachiques*.

Dans les réflexions que j'ai faites sur le mémoire de M. Bacher et sur les moyens d'empêcher les abus des Secrets en Médecine, je crois avoir fait sentir assez les raisons qui doivent m'autoriser à faire un secret de mes *Pilules toniques - stomachiques*. Parmi ces raisons qui sont générales, j'en vais faire remarquer une qui est particulière à ma position. Les Médecins qui demeurent dans les grandes villes, ont à leur portée des Pharmaciens qui sont habiles et exacts, et qui méritent toute leur confiance par la fidélité scrupuleuse qu'ils mettent dans la manipulation des Remèdes qu'ils ordonnent : cependant, ils sont exposés à ce que leurs ordonnances tombent quelquefois dans des mains plus infidèles ou plus incapables, qui les exécutent très-mal. Pour moi, je demeure dans une campagne, et je vois beaucoup de malades qui sont très-éloignés de ma demeure

meure et des grandes villes. On doit donc sentir combien je suis plus exposé à ce malheur, et combien sont plus grands les risques que courent mes ordonnances d'être exécutées très-mal ou d'une manière nuisible aux malades, par ceux à qui il faut que leur exécution soit confiée. Les uns sont incapables de bien préparer les Remèdes ; d'autres ont un amour-propre, une présomption et un désir de se faire une réputation aux dépens de celle du Médecin, qui les portent à critiquer tous les conseils de celui-ci et à en donner de différens ; certains négligent de se procurer toutes les substances nécessaires pour composer les principaux Remèdes, ou de renouveller ces substances assez souvent ; enfin, il y en a qui ne se font aucun scrupule de substituer aux ingrédiens des Remèdes ordonnés, d'autres ingrédiens qu'ils regardent comme équivalens et qui ne le sont presque jamais. Ainsi, la certitude où je suis que mon Remède sera toujours bien composé et exempt de fraude et d'infidélité, l'étant par un Pharmacien dans les talens et l'exactitude duquel, j'ai et je dois avoir la plus grande confiance, est d'une très-grande importance pour l'intérêt des malades et pour ma réputation.

Les *Pilules toniques - stomachiques* sont composées d'un très-grand nombre d'ingrédiens qui ajoutent les uns à l'efficacité des autres, et dont la réunion leur donne des vertus qu'ils n'ont pas séparément. Les Médecins connaissent les changemens que la mixtion apporte dans les qualités thérapeutiques de chacune des substances qui entrent dans un Remède composé. Employés seuls, le *tartre stibié* et l'*opium* sont, l'un vomitif, et l'autre narcotique ; et mêlés ensemble, ils forment un composé qui n'est ni vomitif ni narcotique, et qui devient sudorifique. Le *tartre stibié* mêlé, même à haute dose, avec le *quinquina*, cesse également d'être vomitif, et augmente la vertu fébrifuge de ce dernier. Je pourrais ajouter un grand nombre d'autres exemples ; mais les deux que je viens de citer, suffisent pour faire voir combien on peut augmenter ou varier les vertus des médicamens, par les combinaisons dont ils sont susceptibles entre eux.

En cherchant à réunir ensemble un grand nombre de Remèdes qui fussent adjuvans et même correctifs les uns des autres, je me suis cependant bien gardé d'en faire entrer dans ma composition, ou qui eussent par eux-mêmes des qualités dangereuses ou suspectes, ou qui fussent susceptibles d'en recevoir de leur mélange avec d'autres substances. Par exemple, l'*argent*, le *cuivre*, le *plomb*, le *mercure*, le *bismuth* et plusieurs autres minéraux, sont des matières qui sont presqu'inertes, et qui n'ont que très-peu d'action sur l'économie animale, tant qu'ils sont isolés et dans leur état natif; mais, quand ils sont combinés avec quelques dissolvans, tels que les acides et sur-tout les acides minéraux, ils deviennent des poisons très-actifs et très-dangereux. Aussi, quoique je sache très-bien, et que j'en aie fait plusieurs fois l'épreuve avec beaucoup de succès, que l'*oxide de bismuth* est un Remède excellent contre les vomissemens habituels et d'autres affections de l'estomac, qui dépendent de l'atonie de ce viscère, je n'ai pas voulu faire entrer cette substance dans mon Remède, parce que j'aurais craint qu'elle n'eût pu acquérir par son contact et son mélange avec beaucoup d'autres substances, des qualités dangereuses impossibles à prévoir et à calculer. Il y a pourtant dans ces Pilules, des substances minérales; mais je n'ai osé les y faire entrer que parce que j'étais parfaitement certain que rien, dans tout le composé, ne pouvait leur faire perdre leur vertu stomachique et leur donner de mauvaises qualités.

J'ai même évité les échauffans, tels que les aromatiques. Ce genre de Remède a, dans bien des cas, beaucoup d'efficacité pour rétablir et fortifier l'estomac; mais, comme leur usage continué long-tems peut être très-nuisible, je les ai bannis de mon Remède.

Il y a déjà long-tems que, dans ma pratique, je fais usage et presque toujours avec beaucoup de succès, des *Pilules toniques-stomachiques*. J'ai éprouvé, non-seulement qu'elles produisent d'excellens effets, mais encore qu'elles n'en produisent jamais de mauvais; et je garantis ici qu'il est impossible que leur usage expose au moindre danger. Je ne connais que deux personnes à qui elles aient fait un peu de mal, et qui n'ont pu en continuer l'usage. L'une est une dame qui a l'estomac et les nerfs très délicats. Ces Pilules lui occasionnaient des rapports très-désagréables et même un sentiment douloureux de chaleur dans l'estomac. Elle n'en prit aussi qu'une ou deux fois et les cessa. L'autre est une femme que je ne vis point dans sa maladie, et qui était traitée par un Chirurgien qui voulut la mettre à l'usage de ce Remède. L'estomac de cette malade ne put le supporter; mais son Chirurgien qui m'a rapporté ce fait, m'a dit qu'elle éprouvait la même chose toutes les fois qu'elle prenait toute autre espèce de Pilules. — On sait que la forme sous laquelle on donne les Remèdes n'est pas indifférente, même lorsqu'elle ne change rien à leur nature. Cela vient de ce que les substances médicamenteuses, de même que les alimens, ont besoin d'être triturés par l'estomac et dissous par les sucs digestifs, pour pouvoir produire sur l'économie animale les effets salutaires qu'on se propose dans leur emploi. Telle substance qui pourra faire beaucoup de bien, employée en poudre ou délayée dans un véhicule quelconque, pourra être indigeste et faire beaucoup de mal à l'estomac, employée en Pilules. Je citerai, à cette occasion, un exemple. Il y a plusieurs années que je traitais une femme, d'un mal de tête insupportable qui durait depuis long-temps, et contre lequel tous les Remèdes possibles avaient été inutiles : je fus obligé d'en venir à l'*opium* pris intérieurement. Lorsque je le donnais délayé dans un peu d'eau et de vin, il produisait un soulagement si considérable que la malade aurait voulu en prendre plus souvent que je ne voulais lui en donner, et qu'elle m'en demandait avec un ton aussi suppliant que pourrait l'être celui d'un patient qui demanderait la fin ou l'allégement de son supplice. Mais, quand elle prenait cette substance sous une forme sèche, c'est-à-dire, en Pilules, elle lui faisait beaucoup de mal à l'estomac, et augmentait la douleur de tête, au lieu de la diminuer. Je peux donc garantir, en assurant qu'il n'entre dans mon Remède tonique-stomachique aucunes substances capables de faire du mal à l'estomac même le plus délicat, que, s'il a causé quelques incommodités dans les deux cas que j'ai rapportés, c'est parce qu'il est sous une forme solide ou en Pilules. On ne pourrait pas, pour éviter cet inconvénient, les délayer; car, elles auraient ainsi un gout si désagréable, qu'il y a bien peu de personnes qui pussent les avaler. Je n'ai pas employé une autre forme, parce que celle de Pilules est la seule sous laquelle les substances dont ce Remède est composé puissent conserver leurs vertus et ne pas devenir échauffantes. La seule précaution qu'il y ait à prendre, pour les personnes qui peuvent craindre que leur estomac ne supporte pas des Pilules, c'est de n'en prendre qu'une le premier jour et d'en augmenter la quantité tous les jours d'une. On peut aller jusqu'au point d'en prendre chaque jour douze, quatre au matin à jeûn, quatre avant de diner et quatre avant souper; mais, il est ordinairement suffisant d'en prendre six par jour, deux à chaque prise. Je conseille le plus souvent de ne manger qu'une heure après; mais il y a des personnes qui sont obligées de manger immédiatement après. J'ai vu quelqu'un qui avait beaucoup souffert dans une nuit, pour en avoir pris en se couchant; c'est pourquoi, il vaut mieux prendre la troisième prise avant le souper. Il y a des personnes dont l'estomac parait d'abord supporter difficilement ces Pilules, mais qui s'y habituent bientôt au point qu'elles ne leur font plus de mal, et qu'elles leur font beaucoup de bien.

Les cas dans lesquels on peut employer ces Pilules, sont toutes les maladies qui sont causées par l'atonie des solides, par l'excès de la sensibilité des fibres nerveuses, et par celui de l'irritabilité des fibres musculaires, qui sont les organes du mouvement, sur-tout lorsque ces vices existent dans les organes de la digestion. Dans ce nombre, je me contenterai de choisir les maladies suivantes.

1.° *Le dégout des alimens et le défaut d'appétit.* Lorsque cet état est occasionné par des saburres, comme de la bile, de la pituite ou des acidités, il faut commencer par faire vomir, pour nettoyer les premières voies ; et ce n'est qu'après les évacuations, qu'on peut employer les stomachiques. Lorsque le dégout et le défaut d'appétit sont le produit ou la suite de la pituite, des vers, de la cachexie, des pâles couleurs, des fleurs-blanches, du rhumatisme ou de toute autre cause affaiblissante ; les *Pilules toniques-stomachiques* font beaucoup de bien, comme j'en ai vu plusieurs exemples. Dans ce cas, on peut, après chaque prise de Pilules, prendre une tasse d'une infusion de *petite sauge*, d'*absinthe* ou de toute autre plante stomachique.

2.° *Les vomissemens et les envies de vomir.* Ces symptômes peuvent être occasionnés par les mêmes causes que celles du défaut d'appétit ; et chacune d'elles exige des Remèdes différens. Lorsqu'il n'y a point de saburres dans l'estomac, ou qu'elles ont été évacuées par un vomitif ou des purgatifs, on y remédie avec beaucoup de succès, par les *Pilules toniques-stomachiques*, sur-tout dans les cas où ces symptômes sont causés par l'atonie ou la faiblesse de l'estomac. Par-dessus chaque prise de Pilules, on prend une tasse d'une infusion de *camomille romaine*, dans laquelle on met à chaque fois, quelques gouttes d'*huile essentielle de macis*. L'infusion de *feuilles d'oranger*, dans laquelle on met quelques gouttes d'*huile essentielle d'écorce d'orange*, peut encore être employée fort utilement en pareil cas.

3.° *Les flatuosités.* Dans cet état, on a beaucoup de vents dans l'estomac, ce qui occasionne une distention, un gonflement ou un poids, qu'on sent dans la région ou dans le creux de l'estomac. Il y a des personnes qui rendent beaucoup de vents par la bouche, et que ces éructations soulagent. Ces symptômes sont l'effet du spasme de l'estomac, et ont souvent lieu, par conséquent, chez les personnes qui ont les fibres musculaires de ce viscère trop irritables. L'*anis*, les autres *carminatifs* ; l'*opium* et ses différentes préparations ; les antispasmodiques, comme l'*esprit volatil de corne de cerf*, l'*alcali-volatil*, l'*éther-vitriolique* etc., sont les Remèdes les plus capables de soulager dans le moment où on est tourmenté par les vents ; mais, lorsque les souffrances sont dissipées, il faut faire un usage habituel d'un Remède qui soit capable de fortifier l'estomac, de diminuer son excès d'irritabilité, et de corriger, par ce moyen, la cause dont les flatuosités sont l'effet. Les *Pilules toniques-stomachiques* sont très-capables de produire cette guérison ; mais il faut en faire un usage habituel pendant plusieurs mois et même plusieurs années. Tous les jours on prend pardessus chaque prise de ces Pilules, une tasse d'infusion de *tilleul* dans laquelle on met quelques gouttes d'*huile essentielle d'anis*.

4.° *La cardialgie.* C'est un mal de cœur dans lequel il semble qu'on va s'évanouir. L'*éther - vitriolique*, la *liqueur minérale anodyne d'Hoffmann*, le *laudanum liquide de Sydenham* ou toute autre préparation d'*opium*, le *musc*, l'*assa-fœtida*, l'*esprit-volatil de corne de cerf* etc., pris intérieurement ; le *laudanum liquide de Sydenham* pris en lavement ; les *eaux spiritueuses* des *Carmes*, de *Cologne*, de la *reine d'Hongrie*, le *baume anodin*, l'*emplâtre anti-hystérique*, l'*emplâtre stomachique* etc., appliqués sur le creux de l'estomac, sont des moyens très-bons à employer dans le moment de la douleur, pour la calmer. Les *Pilules toniques-stomachiques* sont très-bonnes, non-seulement pour calmer la cardialgie, lorsqu'elle existe, mais encore pour remédier à l'excès de sensibilité de l'estomac, qui est la cause de ces douleurs. Plusieurs personnes très-délicates ne se sont délivrées de ce genre de maladies que par l'usage de ce Remède. On en prend tous les jours, et on prend par-dessus, six gouttes d'*éther-vitriolique* dans une tasse de thé de *fleurs de coquelicot* ou ponceau des blés. — Si la cardialgie est l'effet des vents, il faut employer les moyens que j'ai conseillés à l'article précédent.

5.° *La gastrodynie.* C'est une douleur de l'estomac, fixe et très-vive. Elle n'est accompagnée ni de syncope ni de fièvre. On l'appelle encore *colique de l'estomac*. Je ne peux rien ajouter, pour le traitement, à ce que j'ai dit de celui de la cardialgie. On peut dire cependant que dans le temps même des accès ou des souffrances, l'*opium* et ses préparations sont encore plus nécessaires que dans la cardialgie, où les Remèdes fortifians, et même échauffans, sont bien mieux indiqués.

6.° *Le soda ou fer chaud.* Cette douleur de l'estomac est très-vive et accompagnée d'un sentiment de chaleur insupportable. L'humeur de la transpiration dont le reflux sur l'estomac est occasionné par le froid des pieds, ou les acidités contenues dans ce viscère, paraissent être les causes les plus ordinaires de cette maladie. On sent bien que les Remèdes doivent être différens, selon les causes qui ont produit le mal. C'est pourquoi, les *bains de pied* dans l'eau tiède, les *absorbans* ou *anti-acides*, les *évacuans* etc., sont des moyens qui doivent être employés, chacun selon la circonstance qui a précédé et occasionné le *fer chaud*. Mais, dans tous les cas, il est bon d'employer des *calmans* et des **antispasmodiques** tels que ceux que j'ai déjà eu occasion d'indiquer; et ensuite mettre le malade à l'usage des *Pilules toniques-stomachiques*, et prendre tous les jours, après chaque dose, sept à huit gouttes d'*alcali volatil* dans une tasse de *thé de fleurs d'orange.*

7.º *La colique venteuse et la colique spasmodique.* Elles ont beaucoup d'analogie avec les flatuosités et la gastrodynie, et n'en diffèrent que par le siège qui est dans le colon pour celles-là, et dans l'estomac pour celles-ci. Les Remèdes palliatifs, qui sont les *carminatifs*, les *antispasmodiques* et les *calmans*; et les Remèdes curatifs, qui sont les *Pilules toniques - stomachiques* et l'infusion de *camomille romaine*, doivent être employés dans les maladies qui font le sujet de cet article, de même que dans les autres. La seule différence qu'il y ait, c'est que les Remèdes palliatifs doivent être, ici, employés en lavemens plutôt que pris par la bouche.

8.º *Le cochemar.* C'est un sentiment très-pénible qu'on éprouve en dormant, et qui est tel qu'il semble qu'on ait sur l'estomac un poids très-lourd à porter, ou sur la poitrine un fantôme qui veut vous étouffer. Cet état qui est un spasme des organes de la digestion et de ceux de la respiration, dépend d'une très-mauvaise digestion. C'est pourquoi, les personnes qui y sont sujettes, doivent s'abstenir de souper, ou ne souper que très-légérement. Elles feront bien, dans ce dernier cas, de souper de bonne heure, afin que la digestion de ce repas soit presque faite au moment du coucher. Il est nécessaire aussi, qu'elles se purgent plusieurs fois l'année, et qu'elles se fortifient l'estomac par l'emploi habituel et long-temps continué des *Pilules toniques-stomachiques.*

9.° *L'asthme, la toux stomacale, les convulsions, les mouvemens convulsifs, les palpitations de cœur* et beaucoup d'autres maladies spasmodiques, peuvent avoir leurs causes ailleurs que dans l'estomac ; mais il arrive souvent qu'elles dépendent de quelques vices de ce viscère. Dans ce dernier cas, les *Pilules toniques-stomachiques* sont un Remède qui leur est parfaitement approprié, et qui peut beaucoup pour leur guérison, sur-tout si on en continue l'usage pendant long-temps, et si on y réunit celui des antispasmodiques, qu'on emploie en tisane, en infusion, ou de toute autre manière.

10.° *La diarrhée* ou le dévoiement ordinaire; la *lientérie*, dans laquelle on rend par les selles les alimens tels qu'on les a pris; la *dysenterie*, dans laquelle on a des envies fréquentes d'aller à la selle, on fait des efforts sans rien rendre, et les selles sont mêlées de sang et de mucus et accompagnées de tranchées très-douloureuses; le *flux hépatique*, qui est une évacuation dans laquelle les selles ressemblent à du sang délayé ou à des lavures de chairs; le *flux mésentérique*, qui est aussi un flux de sang; le *flux cœliaque*, dans lequel on fait des selles liquides et cendrées qui ne sont presque que du chyle.

La débilité des organes de la digestion peut être une cause de ces maladies, et elle en est presque toujours la suite et l'effet. C'est pourquoi, les *Pilules toniques-stomachiques* peuvent être employées avec beaucoup de succès à la fin de de ces maladies. Par-dessus chaque prise, on fait bien aussi de prendre une tisane astringente composée d'alun, d'écorce de grénade, de coings, etc.

Je profite de cette occasion pour faire part au Public de l'observation que j'ai faite de la grande efficacité de la méthode de M.r JACOBS, Médecin de Bruxelles, dans la dysenterie.

Comme j'ai été chargé par M. le Préfet du département de la Sarthe, de remédier aux ravages et aux progrès effrayans d'une dysenterie épidémique qui a désolé cet automne dernier la ville de Château-du-Loir et douze autres Communes circonvoisines, j'ai été à même de constater de la manière la plus satisfaisante, la bonté de cette méthode, que j'ai employée ainsi qu'on va voir, et la supériorité qu'elle a sur celles de ZIMMERMANN, de TISSOT, de STOLL et d'autres Médecins également célèbres. Ces méthodes n'avaient eu aucuns succès entre les mains des Praticiens qui les employaient, avant que je fusse chargé de la commission dont je viens de parler ; et elles laissèrent voir bien clairement leur infériorité et leur insuffisance, dans les cas où, pendant le temps que je donnais mes soins au traitement de l'épidémie, des Chirurgiens prévenus leur donnèrent la préférence sur celle que j'avais indiquée. 1.° Je commençais ordinairement par donner l'*ipécacuanha*, ou le *tartre stibié* (tartrite de potasse antimonié,) comme vomitifs. 2.° Je mettais bien vîte le malade à l'usage de la potion suivante; *opium pur*, douze grains; *sirop de pavot blanc*, quatre onces; *thé de fleurs de camomille romaine*, douze onces ou vingt-quatre cuillerées à bouche. On fait dissoudre l'opium dans l'infusion qui doit être très-chaude, parce que l'opium se dissout difficilement; ensuite, on ajoute le sirop. Le malade prend une cuillerée de cette potion de deux heures en deux heures. On est même quelquefois obligé d'en donner une d'heure en heure les premières fois, lorsque les tranchées et les douleurs de ventre sont très-fortes. Ce Remède calme les tranchées; fait cesser les selles d'être sanglantes et même muqueuses; ne supprime point les évacuations; les rend, au contraire, plus copieuses et plus faciles, et change la dysenterie en une diarrhée bilieuse qui est avantageuse et même nécessaire. L'opium portant toute son action calmante sur la partie irritée et douloureuse, il ne produit, comme il semble qu'on devrait le craindre, ni délire, ni assoupissement, ni fièvre. Lorsqu'il procure un peu de sommeil, c'est un sommeil tranquille qui soulage beaucoup le malade. Les cas où on ne pouvait pas se permettre cet antidysentérique, et ceux où il ne fallait pas le continuer pendant tout le cours de la maladie, étaient très-rares. 3.° J'employais les mucilagineux et d'autres adoucissans, tant en tisanes qu'en lavemens. 4.° Je prescrivais une diette sévère, adoucissante et rafraîchissante, le raisin, etc. 5.° Je proscrivais comme des choses pernicieuses, le vin, tous les spiritueux, tous les échauffans, les astringens, etc. 6.° Je regardais et j'indiquais, comme très-nécessaires, les anti-contagieux, comme celui de M. *Guyton de Morveau*, et tous les soins nécessaires pour la pureté de l'air et pour la propreté.

11.º *Le vomissement de sang, le flux hémorroïdal-excessif, les pertes de sang des femmes, les règles excessives, les fausses couches, les fleurs blanches.* Ces maladies ne peuvent pas manquer de débiliter l'estomac ; et, par cette raison, leurs suites exigent toujours l'emploi d'un stomachique aussi puissant que le mien.

12.º *L'épuisement et la cachexie*, qui est un genre de maladies dont les pâles couleurs sont une espèce. Ces deux états influent beaucoup sur les forces de l'estomac, et exigent des stomachiques fortifians, parmi lesquels les *Pilules toniques-stomachiques* méritent d'occuper le premier rang.

13.º *La faiblesse d'estomac.* Elle peut être le symptôme ou la suite de bien des maladies. Ce qui la caractérise plus particuliérement, c'est qu'on éprouve de grandes fatigues, des anéantissemens dans lesquels il semble qu'on va s'évanouir, et des besoins très-fréquens qui obligent ordinairement de se lever plusieurs fois la nuit, pour manger. Cet état de l'estomac est un de ceux dans lesquels les effets salutaires de mes Pilules sont le mieux marqués, et où il serait difficile de trouver aucun Remède qui pût le remplacer.

14.° *La faim canine*, *l'excès de sensibilité et d'irritabilité de l'estomac.* Ces cas ont beaucoup d'analogie avec les *flatuosités*, la *cardialgie*, la *gastrodynie* et la *faiblesse de l'estomac*. On peut donc y employer mon Remède avec un égal succès.

15.° *La mélancholie, l'hypochondrie et l'hystérie.* La 1.ere est une maladie qui porte à la tristesse et fixe l'attention du malade sur un seul objet : la *maladie imaginaire* et la *nostalgie* ou maladie du pays, sont des espèces qui appartiennent à ce genre. La seconde est une maladie de nerfs dont le siège primitif est dans les hypochondres, c'est-à-dire, dans le foie, la rate, etc. La troisième est particulière aux femmes, et a son siège primitif dans la matrice. Ces maladies sont connues vulgairement sous les noms de *vapeurs*, d'*attaques de nerfs*, de *maladies de nerfs*. Elles affectent les nerfs, et portent le trouble dans leurs fonctions, qui sont les sensations et les mouvemens ou volontaires ou organiques. Cet état ne peut pas exister sans se propager jusque dans l'estomac, par la très-grande sympathie qui existe entre ce viscère et le système nerveux. Les *Pilules toniques - stomachiques* peuvent remédier à ce mauvais état de l'estomac, aussi-bien quand il est sympathique que dans le cas où il est idiopathique. Il y a plus, c'est que, tous les Remèdes qu'on emploie intérieurement, ne pouvant porter leur action sur les organes affectés de maladie, qu'en passant par l'estomac et en agissant sur lui, il en résulte nécessairement que les Stomachiques fortifians sont également propres à fortifier tout le système nerveux et à guérir les maladies qui dépendent de sa faiblesse ou de son excès d'excitabilité.

16.º *Les fièvres continues, les maladies inflammatoires, les fièvres exanthématiques* et toutes *les maladies fébriles-aiguës*, présentent rarement des cas dans lesquels on puisse employer un Remède comme mes Pilules : mais il arrive souvent qu'elles sont suivies, surtout les *fièvres gastriques*, *pituiteuses*, *bilieuses*, de beaucoup de faiblesse, d'atonie, de sensibilité, d'irritabilité, dans les fibres de l'estomac. Ces Pilules sont excellentes dans ces cas, comme dans tous ceux où il faut fortifier cet organe.

17.° *Les fièvres intermittentes opiniâtres.* Il y a des saisons, comme l'automne et l'hyver derniers, dans lesquelles les fièvres intermittentes sont presque impossibles à déraciner. Les pluies fréquentes et considérables, et l'humidité de l'air jointe à des alternatives de grande chaleur et de froid, dans l'automne, et à une température douce et peu froide, dans l'hyver, ont produit dans les solides un relâchement considérable et dans les principaux organes une atonie, qui ont été la cause de l'opiniâtreté des fièvres intermittentes. Dans des cas pareils, les *Pilules toniques-stomachiques* sont le meilleur Remède qu'on puisse employer après avoir fait un usage convenable des Remèdes généraux, tels que *vomitifs, laxatifs, apéritifs*; on continue ces Pilules pendant plusieurs semairies, et ce n'est qu'après avoir remédié suffisamment à l'atonie viscérale, qu'on peut espérer du succès de l'emploi du *quinquina*.

18.° *Les obstructions du bas ventre.* Quand les canaux d'un viscère, tel que le foie, la rate, le pancréas, le mésentère, qui sont contenus dans le bas ventre, sont retrécis par une cause quelconque, ou que le sang et les humeurs qui filtrent à travers ces canaux s'épaississent et perdent de leur fluidité ; il en résulte le ralentissement et la stagnation de ces fluides, la replétion et l'obstruction des tuyaux dans lesquels ils devraient couler. Cet état s'appelle *embarras, engouement, empatement*, lorsqu'il est au plus bas dégré ; *obstructions*, lorsqu'il est plus avancé, et *squirre*, lorsqu'il est au plus haut dégré. Je n'entrerai point dans le détail de tous les moyens qu'on peut employer pour remédier aux obstructions ; je me contenterai d'observer que les savoneux, les apéritifs, les incisifs, la terre foliée de tartre, l'extrait de ciguë et le mercure doux, sont les principaux des Remèdes désobstruans.

M. PORTAL fait mention dans ses mémoires de plusieurs cas d'obstructions très-avancées qu'il a guéries par l'emploi du *tartre stibié* ou du *kermès minéral*, qu'il donnait tous les jours comme altérans, c'est-à-dire à doses assez faibles et assez brisées, pour qu'ils ne produisissent ni vomissemens ni évacuations par les selles. Ces deux substances employées de cette manière, sont d'excellens fondans, et n'excitent d'autres évacuations que celles des urines et de la transpiration insensible. Comme l'expérience et le raisonnement s'accordent à démontrer que les toniques et sur-tout les stomachiques, employés concurremment avec les Remèdes apéritifs, incisifs, diurétiques et même laxatifs, sont de la plus grande utilité dans les obstructions; les *Pilules toniques-stomachiques* entrent avec beaucoup de succès dans leur traitement.

19.° *Les vers.* Je n'ai point fait d'observations qui démontrent que ces Pilules sont vermifuges; mais comme les vers ne s'engendrent que dans les estomacs faibles et délicats, il n'y a pas de doute qu'elles ne pussent être très-utiles pour prévenir cette cause morbifique, ou pour corriger le vice dont elle est l'effet.

20.° *Les glaires*. Mes Pilules peuvent, comme tous les stomachiques, remédier à cet état, en corrigeant l'atonie des fibres de l'estomac, dont il est l'effet. Mais lorsqu'il y a dans les premières voies beaucoup de pituite, il faut commencer par employer un vomitif, et ensuite faire usage des Pastilles d'ipécacuanha qu'on prend chaque jour au nombre d'une ou deux ; ce qui n'empêche pas de continuer celui des *Pilules toniques - stomachiques*.

21.° *Les aigreurs*. De même que les vers et les glaires, les aigreurs annoncent que l'estomac est faible, et sont les effets de la laxité excessive des fibres de ce viscère. Les *Pilules toniques - stomachiques* peuvent donc y être employées avec beaucoup de succès.

22.° *La rétention des règles ; leur suppression ; leur cessation ; la grossesse*. La première a lieu chez les jeunes personnes qui n'ont point encore eu l'évacuation particulière à leur sexe, et qui ont atteint ou même passé l'âge de commencer à l'avoir : la seconde peut survenir accidentellement aux personnes du sexe qui ont habituellement cette évacuation périodique. : la troisième est particulière aux femmes de 45 à 50 ans. Ces trois états, ainsi que la grossesse, peuvent être accompagnés de plusieurs affections de l'estomac qui en sont les effets. Dans des cas pareils, l'usage des stomachiques en général, et de mes Pilules en particulier, peut être de la plus grande utilité.

23.° *L'hydropisie.* C'est une maladie dans laquelle les toniques ne peuvent pas suffire ; mais ils sont nécessaires pour aîder aux évacuans à opérer la guérison, que ces derniers seraient incapables d'achever seuls. Dans cette maladie on peut prendre douze *Pilules toniques-stomachiques* tous les jours, quatre au matin avant le déjeuner, quatre à midi avant le dîner, et quatre le soir avant le souper. Par-dessus chaque prise de Pilules, il faut prendre de six à huit cuillerées à bouche de la décoction suivante : feuilles de digitale pourprée, deux onces : faites bouillir dans une livre et demie d'eau et réduire à une livre ; on passe par un linge et on peut édulcorer la colature avec du sirop de nerprun et de l'oximel scillitique.

24.º *La paralysie, l'apoplexie, le vertige.* Ce qui caratérise ce dernier, c'est qu'on y voit les objets tourner devant soi. Ces maladies exigent les Remèdes les plus énergiques et les plus prompts. Aussi faut-il employer bien vîte les saignées, si c'est le sang qui les occasionne ; ou les vomitifs et les purgatifs, si c'est une pituite épaisse. Mais après les premières évacuations, il faut, en continuant l'usage des purgatifs, employer en même-temps et constamment des Remèdes capables de ranimer la vitalité et l'excitabilité assoupies des nerfs et des muscles. Les aromatiques, les eaux spiritueuses et tous les autres Remèdes très-pénétrans ; les eaux thermales, sulfureuses et gazeuses ; le *rhus-radicans* ; les vésicatoires et les autres Remèdes externes très-excitans, sont des moyens dont il est impossible de se passer dans le traitement de ces maladies. Dans des cas pareils, les *Pilules toniques-stomachiques* sont un Remède trop modéré et trop lent pour qu'on puisse compter sur son efficacité. Cependant, quand on a satisfait aux indications les plus pressantes ; que les Remèdes qu'on a été obligé d'employer ont une violence qui ne peut plus être supportée par les malades, et qu'il ne s'agit plus, pour faciliter les progrès de la guérison, que d'employer des Remèdes qui soient toniques, sans être ni échauffans ni fatigans ; ces Pilules peuvent trouver leur place. Les suites de ces maladies peuvent présenter bien des cas où on peut les employer de préférence à beaucoup d'autres Remèdes. Il faut alors, en continuer l'usage pendant plusieurs mois, en l'interrompant de temps en temps, pour se purger.

Je pourrais citer ici beaucoup d'exemples du succès qu'on obtient de l'usage des *Pilules toniques - stomachiques*, dans le traitement de presque toutes les maladies dont je viens de faire l'énumération ; mais ce détail serait trop long pour que je puisse me permettre d'en grossir cette brochure.

Si, dans bien des cas, je conseille de continuer l'usage de ces Pilules pendant plusieurs mois et même pendant plusieurs années ; c'est que la pluspart des états auxquels elles sont propres, ne peuvent être guéris que dans un temps très-long. Il en est de même des autres stomachiques. WITH, dans son *Traité des maladies des nerfs*, en parlant des bons effets de sa teinture stomachique, cite des exemples de guérisons qui n'ont été opérées que par l'usage qu'on en avait continué pendant trois ou quatre ans. Les excès de l'irritabilité des nerfs et de celle de l'estomac, et tous les effets dont ils sont les causes sont des vices qui se forment lentement et dans le cours de plusieurs années. Il n'est donc pas étonnant que la marche du traitement qui est capable de les corriger, doive être également très-lente.

On ne doit pas être étonné non plus, du grand nombre des cas dans lesquels je juge que ces Pilules peuvent être très-utiles. Parmi les maladies chroniques, qui sont en très-grand nombre, il n'en est presque pas dont l'atonie des solides ne soit la cause ou au moins la compagne, et, par conséquent, dans lesquelles l'usage d'un tonique efficace et non échauffant, ne soit très-convenable. Les *Pilules toniques-stomachiques* ne peuvent pas guérir toutes les maladies de ce genre ; mais il n'en est presque pas du traitement desquelles elles ne puissent être une partie très-essentielle.

Pour indiquer les Remèdes qui doivent être employés concurremment avec ces Pilules, dans les maladies où elles sont employées, et pour donner sur ce sujet des préceptes motivés et développés suffisamment ; il eût fallu que j'eusse traité assez au long du caractère symptomatique de ces maladies, de leurs causes et de leur traitement. Mon dessein était de faire ce traité, et j'en avais déjà fait une partie ; mais comme depuis plus d'un an que ce travail est commencé, les occupations très-multipliées de ma pratique, ne m'ont pas permis d'employer tout le temps qui m'était nécessaire pour l'achever ; je suis obligé de ne donner au Public qu'un essai très-abrégé, en attendant que je puisse publier sur la même matière, un ouvrage plus considérable.

Des Pilules toniques-utérines.

Les *Pilules toniques-stomachiques* sont bonnes dans le cas des pâles couleurs de la chlorose et de plusieurs autres maladies des femmes ; mais comme j'ai remarqué qu'elles étaient un emménagogue trop faible ou trop peu efficace, j'ai ajouté à leur masse quelques Remèdes emménagogues dont j'ai éprouvé, dans bien des cas, l'efficacité, et j'ai composé de cette manière une nouvelle espèce de Pilules auxquelles j'ai donné le nom de *toniques-utérines*. Elles sont bonnes dans plusieurs maladies des femmes, principalement dans celles qui dépendent de l'atonie de la matrice, telles que la chlorose, les fleurs blanches, l'affection hystérique, etc. La dose de ces Pilules et la manière d'en faire usage sont les mêmes que pour les toniques-stomachiques. Cependant, la dose ne peut guère être moindre de douze par jour, quatre Pilules à chaque prise. Il faut également se régler sur les préceptes que j'ai donnés plus haut, pour les Remèdes dont l'usage doit être associé à celui des Pilules qui font le sujet de cet article.

FIN.

www.ingramcontent.com/pod-product-compliance
Lightning Source LLC
LaVergne TN
LVHW021720080426
835510LV00010B/1059